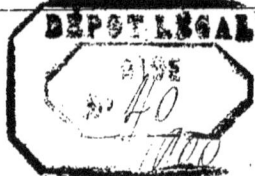

SUR

LA CRYOSCOPIE

APPLIQUÉE A

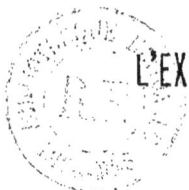

L'EXPLORATION DE LA FONCTION RÉNALE

PAR

Les Drs J. ALBARRAN, Léon BERNARD & F. BOUSQUET

Communication faite à la quatrième session de l'Association française d'Urologie, Paris 1899

CLERMONT (OISE)

IMPRIMERIE DAIX FRÈRES

3, PLACE SAINT-ANDRÉ, 3

—

1900

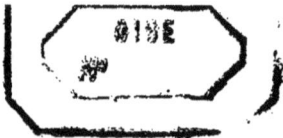

SUR

LA CRYOSCOPIE

APPLIQUÉE A

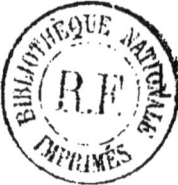

L'EXPLORATION DE LA FONCTION RÉNALE

PAR

Les Dʳˢ J. ALBARRAN, Léon BERNARD & F. BOUSQUET

Communication faite à la quatrième session de l'Association
française d'Urologie, Paris 1899

CLERMONT (OISE)

IMPRIMERIE DAIX FRÈRES

3, PLACE SAINT-ANDRÉ, 3

—

1900

SUR

LA CRYOSCOPIE

APPLIQUÉE A

L'EXPLORATION DE LA FONCTION RÉNALE

PAR

Les Dʳˢ J. ALBARRAN, Léon BERNARD et F. BOUSQUET

Les travaux de ces dernières années ont montré les ap-. plications multiples que pouvaient présenter les phéno- mènes de la tension osmotique à la biologie ; nous pensons apporter dans cette première note des faits favorables à l'emploi d'un nouveau mode d'exploration de la fonction excrétrice du rein tiré de la connaissance de ces phénomè- nes physiques.

On sait que, lorsqu'on rapproche, en les séparant seule- ment par une paroi poreuse, deux liquides contenant des quantités différentes de substances dissoutes, il s'établit entre eux et dans les deux sens des échanges de ces subs- tances faciles à constater. Ce phénomène est connu sous le nom d'*osmose*.

Parmi les parois poreuses, il en est qui sont douées de propriétés singulières : elles ne laissent passer que l'eau pure et non les matières en dissolution, et il s'établit un courant d'eau qui va de la solution la moins concentrée à la solution la plus concentrée, jusqu'à ce que l'équilibre soit établi. Ce courant s'établit en vertu d'une force qui a reçu le nom de *tension osmotique*, et la paroi ainsi définie est nommée *paroi semi-perméable* (Pfeffer).

Cette tension osmotique, due à la pression sur les parois du récipient des molécules du corps dissous (Van t'Hoff), varie selon le nombre de molécules dissoutes ; elle est proportionnelle à la concentration moléculaire.

Or le point de congélation des solutions étant proportionnel à leur concentration moléculaire, l'étude de ce point de congélation ou point Δ fournit un moyen aisé d'évaluer la concentration moléculaire, donc la tension osmotique des solutions ; et cette étude a reçu de Raoult, qui l'a poursuivie dans tous ses détails, le nom de *cryoscopie*.

Telles sont les notions, qu'il nous a paru essentiel de rappeler devant vous, avant d'aborder notre sujet : le sang et l'urine étant en rapport par l'intermédiaire de la paroi des tubes urinifères et du glomérule, il était à supposer que les lois osmotiques interviendraient dans les échanges entre ces deux humeurs ; car de Vries, Hamburger, et d'autres auteurs avaient montré que les parois des cellules végétales et animales fonctionnaient comme des parois semi-perméables. La part qui revient à la tension osmotique dans la sécrétion urinaire a été étudiée par Dreser, Winter, Koranyi ; nous n'avons pas fait de recherches dans le but de vérifier cette question de physiologie pure ; nous avons voulu seulement, nous plaçant sur le terrain clinique, voir si la détermination de la concentration moléculaire de l'urine pouvait servir à explorer la fonction de dépuration urinaire. Déjà Koranyi en avait proposé l'emploi dans ce but ; il cherchait le rapport de Δ du sérum sanguin et de Δ de l'urine, et aussi le rapport de Δ à la quantité de NaCl contenue dans l'urine. Nous avons voulu étudier l'influence que pouvaient avoir les altérations du parenchyme rénal sur la concentration moléculaire de l'urine, en nous mettant à l'abri de toutes les causes d'erreur, issues des conditions indépendantes de la fonction rénale, telles que la concentration moléculaire du sérum sanguin ; c'était là un point de départ indispensable à toute application de la cryoscopie à l'exploration de la fonction rénale. Dans ce but, nous nous sommes adressés à des affections unilatérales des reins, en nous servant du cathétérisme urétéral ; en effet, celui-ci dissocie, pour l'étude, la sécrétion de chaque rein ; et le rein sain peut servir de témoin pour l'appréciation des phénomènes présentés par le rein malade. Le sérum sanguin se présentant identique et dans le même temps à chaque rein, la différence des points Δ des deux urines, si elle existait, devait nous indiquer les effets des lésions rénales sur la concentration moléculaire de l'urine.

Voici nos observations :

OBSERVATION I.

Pyonéphrose calculeuse.

Rein sain.	*Rein malade.*
Δ : — 1,52	— 1,18

Analyse chimique de l'urine :

Urée........	16 gr. 75 p. litre...	12 gr. 41 p. litre.
Chlorures...	12 gr. 22 » ...	10 gr. 35 »

OBSERVATION II.

Pyonéphrose droite avec lésions bilatérales.

L'examen micrographique de l'urine montre du pus et du staphylocoque blanc dans l'urine de chaque rein.

Rein droit.	*Rein gauche.*
Δ : — 0,74	— 0,81

Analyse chimique des urines :

Quantité en 24 h. : 800 cmc.............	1000 cmc.
Aspect : purulent......................	plus clair.
Densité : 1010........................	1011

Urée......	11 gr. 40 p. litre	; 9,10 en 24 h.	13 gr. 30
Chlorures.	9 gr. »	; 7,20 »	. 8 gr. 50
Phosphates	1 gr. 10 »	; 0,88 »	. 1 gr. 20
Albumine.	1 gr. 40 »	; 0,92 »	. 1 gr. 30

OBSERVATION III.

Pyonéphrose double.

Néphrotomie gauche d'abord, suivie de fistule. Les phénomènes morbides persistent ; néphrolithotomie droite ensuite, qui retire trois calculs.

Les résultats suivants se rapportent à la période intermédiaire aux deux opérations.

Rein droit.

$\Delta : - 0,53$

Analyse chimique des urines :

Quantité.......	1250 cmc.		
Urée..........	6 gr. 30 p. litre ;	7 gr. 8 en 24 h.	
Chlorures......	5 gr. 60 »	; 6 gr. 90 »	
Ac. phosph.....	0 gr. 60 »	; 0 gr. 75 »	
Albumine.......	0 gr. 80 »	; 1 gr. »	

Rein gauche.

$\Delta : - 0,60$

Quantité.......	900 cmc.		
Urée..........	3 gr. 80 p. litre ;	3 gr. 40 en 24 h.	
Chlorures......	5 gr. 80 »	; 5 gr. 20 »	
Ac. phosph.....	0 gr. 35 »	; 0 gr. 31 »	
Albumine......	1 gr. 50 »	; 1 gr. 35 »	

Epreuve du bleu de méthylène :

	Rein droit.	Rein gauche.
Début....	4 h.	4 h.
Durée....	4 jours	3 jours.
Marche...	continue	continue.
Intensité.	faible	un peu plus faible.
Forme ...	bleu	bleu.

OBSERVATION IV.

Tuberculose du rein droit. Néphrectomie.

L'examen histologique de ce rein montre des zones farcies de tubercules ; le reste du parenchyme présente un état avancé de destruction par des lésions de néphrite diffuse.

	Rein droit.	*Rein gauche.*
Δ :	— 0,53	— 0,60

Analyse chimique des urines :

Quantité (en 18 h.) 700...........	850 cmc.
Densité..... 1005..............	1010
Urée....... 4 gr. 34 p. litre.....	11 gr. 77 p. litre.
Chlorures.. 4 gr. 62 »	5 gr. 96 »
Phosphates. 0 gr. 79 » ....·	1 gr. 51 »

OBSERVATION V.

Tuberculose probable du rein droit, non opérée.

L'examen micrographique des urines a montré qu'il devait y avoir des lésions du rein gauche, l'urine de ce rein contenant des cylindres et du pus.

	Rein droit.	*Rein gauche.*
Δ :	— 1,17	— 1,82

Analyse chimique des urines :

Urée........ 15 gr. 87 p. litre...	28 gr. 08 p. litre.
Chlorures... 1 gr. 4 » ...	1 gr. 7 »

OBSERVATION VI.

Tuberculose du rein gauche.

L'examen des urines a montré quelques cylindres dans l'urine du rein droit.

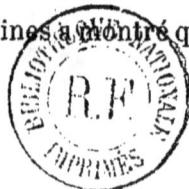

	Rein gauche.	Rein droit.
Δ :	— 0,64	— 1,04

Analyse chimique des urines :

Densité....	1006................	1012,5
Urée	6 gr. 30 p. litre....	16 gr. 39 p. litre.
Chlorures...	5 gr. 1 »	6 gr. 2 »
Albumine..	1 gr. »	0 gr. 25 »

OBSERVATION VII.

Epithelioma du rein gauche. Néphrectomie.

L'examen histologique du rein enlevé a montré que le parenchyme rénal, non atteint par le néoplasme, présentait des lésions de néphrite diffuse très accusée avec destruction par infiltration interstitielle ; les parties, qui paraissent saines, présentent de la dégénérescence ou de la prolifération des épithéliums.

	Rein gauche.	Rein droit.
Δ :	— 0,70	— 1,48

OBSERVATION VIII.

Rein gauche mobile. Phosphaturie.

Pas de pyélite, pas de polyurie.

	Rein droit.	Rein gauche.
Δ :	— 1,55	— 1,41

Analyse chimique des urines :

Densité.....	1020................	1016,5
Urée	16 gr. 50 p. litre ...	15 gr. 90 p. litre.
Chlorures ..	12 gr. 50 » ...	12 gr. 40 »
Phosphates..	1 gr. 48 » ...	1 gr. 45 »
Albumine...	1 gr. 10 » ...	2 gr. 10 »

OBSERVATION IX.

Uropyonéphrose droite.

Rétention rénale de 120 gr. *Calcul rénal gauche*, décelé par l'examen radiographique du rein et l'examen micrographique de l'urine gauche.

	Rein droit.	*Rein gauche.*
Δ :	— 0,55	— 1,37

Analyse chimique des urines :

Densité.....	1004.................	1020
Urée........	4 gr. 40 p. litre....	18 gr. 90 p. litre.
Chlorures...	4 gr. 30 »	10 gr. 50 »
Phosphates..	0 gr. 30 »	2 gr. 40 »

De ces observations se dégagent déjà certaines conclusions, que nous voulons indiquer dès maintenant :

1° Les lésions du parenchyme rénal exercent une influence sur la concentration moléculaire de l'urine. Ce n'est encore ni le moment, ni le lieu d'indiquer le déterminisme de cette influence, question que nous nous réservons d'étudier ultérieurement. Mais nous pouvons affirmer dès aujourd'hui qu'à la diminution de la perméabilité rénale répond une diminution de la concentration moléculaire de l'urine, car nos observations comme nos études antérieures sur le bleu de méthylène nous permettent d'affirmer la diminution de la perméabilité rénale dans les affections qui font l'objet de ces observations.

2° L'abaissement du point de congélation est en rapport avec le degré d'altération du parenchyme rénal.

A ce point de vue, nos observations peuvent être rangées en trois catégories : dans la première, il existe une lésion importante dans l'un des reins, et le congénère est sain ou presque sain (Obs. VI, VII, IX), comme nous l'ont montré les autres modes d'exploration de la fonction rénale et l'examen anatomique de l'organe : ici la différence des deux Δ est considérable.

Dans la seconde catégorie (Obs. V, VIII, I), la lésion est encore unilatérale, mais peu importante : la différence des deux Δ est également minime. Elle est encore insignifiante dans les faits de la 3ᵉ catégorie, où les lésions sont bilatérales (Obs. II, III, IV).

Deux de nos cas ont pu être soumis à l'examen histologique, qui a montré la destruction avancée du parenchyme rénal, correspondant à la faible concentration moléculaire de l'urine.

3° Il en résulte que la cryoscopie peut fournir une méthode précise et pratique pour l'exploration de la fonction rénale. Le point Δ de l'urine normale varie entre — 1,50 et — 2. Il en résulte que pour l'étude des affections unilatérales des reins, il est indispensable d'associer le cathétérisme urétéral à ce procédé ; en effet, le mélange des deux urines, même dans les cas où l'une d'entre elles aurait un abaissement du point de congélation extrêmement prononcé, donnerait un Δ, qui pourrait être considéré comme normal.

4° L'analyse cryoscopique de l'urine nous paraît présenter quelques avantages sur les autres procédés destinés à déterminer la valeur fonctionnelle du rein. L'analyse chimique ne donne de renseignements que sur l'élimination de certains corps, et est viciée par toutes les modifications de l'élimination de ces corps dues à des causes indépendantes de la perméabilité rénale. La densité urinaire ne dépend pas seulement de la quantité de substances dissoutes dans l'eau urinaire, mais encore de leur poids moléculaire : ainsi l'albumine, dont le poids moléculaire est considérable, élèverait la densité, et pourrait faire croire à une élimination urinaire plus abondante qu'en réalité, tandis qu'elle ne modifiera le point Δ qu'en raison de sa présense et non de son poids moléculaire.

La recherche de la toxicité urinaire n'est pas douée d'une

précision, qui permet d'attribuer une valeur absolue à ces résultats, envisagés indépendamment de ceux des autres procédés. Le procédé de MM. Achard et Castaigne ne vise que la perméabilité du rein à une substance déterminée, introduite expérimentalement dans l'organisme, et il comporte certains inconvénients sur lesquels nous avons insisté dans un autre travail (1). Le procédé cryoscopique nous paraît avoir l'avantage de s'adresser non plus à telle ou telle substance d'élimination, mais à l'ensemble de l'élimination urinaire, évaluée par la quantité des molécules éliminées.

Nous nous proposons de poursuivre cette étude et ces développements, mais nous avons tenu à faire connaître de suite cette nouvelle application de la cryoscopie et son utilité dans la clinique urologique.

(1) ALBARRAN et LÉON BERNARD. La perméabilité rénale étudiée par le procédé du bleu de méthylène dans les affections chirurgicales des reins. (*Ann. des mal. des org. gén.-urin.*, avril et mai 1899.)

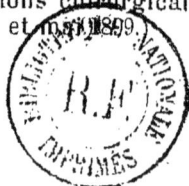

Clermont (Oise). — Imprimerie Daix frères, 3, place Saint-André.